Amene FKI
Mounira HAJJAJI
Kaouthar JMAL

Dermatoses profissionais em instrumentistas

Amene FKI
Mounira HAJJAJI
Kaouthar JMAL

Dermatoses profissionais em instrumentistas

ScienciaScripts

Imprint

Cover image: www.ingimage.com

This book is a translation from the original published under ISBN 978-620-6-72369-1.

Publisher:
Sciencia Scripts
is a trademark of
Dodo Books Indian Ocean Ltd. and OmniScriptum S.R.L publishing group

120 High Road, East Finchley, London, N2 9ED, United Kingdom
Str. Armeneasca 28/1, office 1, Chisinau MD-2012, Republic of Moldova, Europe
Printed at: see last page
ISBN: 978-620-3-31098-6

Conteúdo

1 INTRODUÇÃO 2
2 MÉTODOS 4
3 RESULTADOS 10
4 DISCUSSÃO 23
5 CONCLUSÃO 36
6 REFERÊNCIAS 39
7 APÊNDICE 47

1 INTRODUÇÃO

Desde há vários anos, a luta contra as infecções é uma prioridade de saúde pública. Muitos sectores profissionais, nomeadamente o sector da saúde, tiveram de respeitar normas de higiene rigorosas, o que levou a uma intensificação dos procedimentos de desinfeção e à consequente utilização maciça de produtos desinfectantes (1).

Um desinfetante é um produto que elimina os micróbios presentes num meio sólido ou líquido inerte. Esta operação designa-se por desinfeção (2).

Estes produtos são utilizados para a desinfeção de locais (superfícies, pavimentos e atmosfera) e de equipamentos médicos (desinfeção por imersão de instrumentos médicos, desinfeção de máquinas de sistemas de exploração ótica, desinfeção de circuitos de diálise, arrastadeiras, contentores de lixo hospitalar, etc.). O objetivo é minimizar o risco de transmissão cruzada de germes entre doentes e, por conseguinte, limitar as infecções nosocomiais (2,3).

Os principais componentes presentes nestes produtos são: aldeídos, amónios quaternários, álcoois, oxidantes, derivados fenólicos, biguanidas, diamidas e carbanilidas. Além disso, o risco dermatológico varia consoante o tipo de exposição e as caraterísticas físico-químicas dos produtos (2,4).

A maior parte destes produtos são corrosivos e sensibilizantes, podendo causar doenças cutâneas profissionais incapacitantes nos trabalhadores expostos. As dermatoses causadas por desinfectantes podem ter uma variedade de manifestações clínicas, mas as principais formas são a dermatite irritante, a dermatite de contacto alérgica, a urticária de contacto, as descompensações da dermatite atópica e algumas outras formas mais raras, como as reacções de fotossensibilidade, o eritema polimorfo e as erupções generalizadas (2,3).

Neste contexto, quisemos analisar mais de perto as dermatoses profissionais encontradas nos trabalhadores expostos a desinfectantes no local de trabalho. Para o efeito, realizámos um estudo descritivo transversal junto dos técnicos de instrumentação do bloco operatório do

Hospital Universitário Habib Bourguiba de Sfax e da unidade de ginecologia do Hospital Universitário Hedi Chaker de Sfax, na Tunísia. Os objectivos deste estudo foram detetar dermatoses profissionais nos técnicos de instrumentação, avaliar o risco químico associado à utilização de desinfectantes nos blocos operatórios e propor medidas preventivas adequadas.

2 MÉTODOS

1 Tipo de estudo :

Este estudo é um inquérito transversal descritivo realizado no bloco operatório do Hospital Universitário Habib Bourguiba em Sfax e na unidade de ginecologia do Hospital Universitário Hedi Chaker em Sfax, Tunísia, durante um período de 2 meses.

2 População estudada :

A população estudada era constituída por técnicos de instrumentação afectos ao bloco operatório do Hospital Universitário Habib Bourguiba, bem como ao serviço de ginecologia do Hospital Universitário Hedi Chaker.

Antes do início do inquérito, e durante uma entrevista individual, cada membro do pessoal foi informado dos objectivos do inquérito e do seu direito de se recusar a participar no estudo e/ou de se retirar sem ter de apresentar qualquer justificação.

2.1 Critérios de inclusão :

Incluímos todos os instrumentistas que realizaram a tarefa de desinfeção como parte da sua atividade hospitalar e que estiveram presentes durante as visitas ao local realizadas durante o período de estudo e que aceitaram participar no inquérito.

2.2 Critérios de exclusão :

Excluímos o pessoal que não manuseava desinfectantes e os indivíduos que não consentiram em participar no estudo.

3 Instrumentos de avaliação :

3.1 Auto-questionário (anexo 1):

Realizámos um questionário auto-administrado que recolheu os seguintes dados:

3.1.1 Caraterísticas sociodemográficas e profissionais:

Nesta secção, recolhemos informações sobre idade, sexo, departamento, grau, tempo de serviço, horário de trabalho e número de horas trabalhadas por dia. Também perguntámos aos participantes se tinham alguma atividade extracurricular (trabalho doméstico, jardinagem, bricolage....).

3.1.2 História clínica :

Registámos os antecedentes patológicos da nossa população de estudo, em particular os antecedentes dermatológicos (urticária, eczema, dermatite irritante, etc.), atopia pessoal e/ou familiar (asma, rinoconjuntivite, dermatite atópica) e antecedentes respiratórios (rinite, asma, etc.).

3.1.3 Rastreio de dermatoses profissionais :

Perguntámos aos participantes sobre quaisquer lesões cutâneas actuais ou passadas nas mãos que tivessem ocorrido em qualquer altura durante a sua atividade profissional. De seguida, as mãos foram examinadas clinicamente para deteção de lesões cutâneas.

Suspeitou-se do diagnóstico de dermatite de contacto alérgica (DCA) na presença de lesões eritematosas, exsudativas e pruriginosas com um contorno friável que se estendia para além da área de contacto. Na sua fase crónica, a DAC foi suspeitada na presença de pele liquenificada, fissurada e pigmentada com novos episódios de vesiculação, exsudação e crostas que ocorrem devido a uma nova exposição ao alergénio (5).

O diagnóstico de dermatite de contacto irritante (DCI) foi suspeitado na presença de lesões maculares ou papulares de aspeto eritematoso, lesões eritemato-redematosas ou eritematosas que surgiam rapidamente e não se estendiam para além das zonas de contacto com o agente irritante, com uma sensação de picada ou de ardor (DIC aguda), ou outras caraterísticas sugestivas de DIC crónica (secura cutânea, dermatite eritematosa escamosa, hiperqueratose reactiva, fissuras, desaparecimento das impressões digitais) (5).

Em seguida, perguntámos aos indivíduos que tinham apresentado estas lesões cutâneas na mão se tinham beneficiado de quaisquer investigações (patch test, prick test, outros testes específicos (open test; roat test; use test), hemograma, IgE total, IgE específica), bem como sobre qualquer tratamento recebido e resultados subsequentes.

Aceitámos a origem ocupacional da dermatose de acordo com os critérios de Mathias (6). O diagnóstico foi efectuado quando pelo menos quatro destes sete critérios eram positivos (Quadro I).

Quadro I: Critérios de Mathias para o diagnóstico da dermatite de contacto ocupacional

- Aspeto das lesões e história consistente com dermatite de contacto
- Exposição profissional a irritantes ou alergénios
- Distribuição anatómica compatível com a coloração e 1 exposição
- Relação temporal entre a exposição e o aparecimento de dermatite compatível com uma origem profissional
- Excluída a exposição não profissional
- Melhoria quando a exposição é interrompida
- Confirmação da origem profissional através de exames complementares.

3.1.4 Perturbações extracutâneas :

Foram investigados sinais de danos extracutâneos, incluindo danos respiratórios (rinite alérgica, asma, irritação respiratória) e danos oculares (conjuntivite alérgica ou irritativa).

3.2 Avaliação do risco químico associado à utilização de desinfectantes:

Efectuámos uma avaliação do risco químico dos desinfectantes no bloco operatório do Hospital Universitário Habib Bourguiba e na enfermaria de ginecologia do Hospital Universitário Hedi Chaker, utilizando um guia de avaliação dos riscos profissionais (7).

A aplicação deste guia permitiu-nos identificar as situações de perigo associadas a cada produto desinfetante, estimar para cada situação de perigo: a gravidade dos danos potenciais e a frequência com que os trabalhadores estão expostos aos perigos, e concluir que as acções devem ser priorizadas com base nestes dois últimos parâmetros.

Este método divide-se em cinco fases:

1- Elaboração de um inventário global dos produtos desinfectantes utilizados no bloco operatório

2- Identificar as situações de perigo associadas a cada produto, verificando as fichas de segurança e as condições de utilização, examinando sistematicamente os locais de trabalho e observando os processos e procedimentos de desinfeção.

3- Fazer uma estimativa para cada situação perigosa: a gravidade dos danos potenciais, o nível de exposição dos trabalhadores aos perigos (quadro II) e o nível de proteção (quadro III).

4- Classificação dos riscos:

A classificação dos riscos foi utilizada para determinar as prioridades do plano de ação e baseia-se na gravidade dos danos potenciais e no nível de exposição dos trabalhadores aos perigos (Figura 1).

5- Propor medidas adequadas de prevenção e proteção, respeitando os princípios gerais de prevenção (7) :

- Eliminar os riscos ou situações perigosas,
- Controlar os riscos através de medidas colectivas,
- Propor a reposição ou a aquisição de novos equipamentos de proteção individual.

Todos estes dados são armazenados num formulário (quadro IV).

Quadro II: Estimativa da gravidade e do nível de exposição aos perigos

A gravidade dos danos potenciais		
1.	Baixa	Acidente ou doença sem dispensa de trabalho
2.	Média	Acidente ou doença com dispensa de trabalho
3.	Sepultura	Acidente ou doença com incapacidade permanente parcial
4.	Muito grave	Acidente ou doença mortal

O nível de exposição dos trabalhadores aos perigos

1.	Baixa	Exposição da ordem de uma vez por ano

2.	Média	Exposição da ordem de uma vez por mês
3.	Frequente	Exposição da ordem de uma vez por semana
4.	muito Frequente	Exposição diária ou permanente

NB: A gravidade é estimada com base na situação de trabalho e nas estatísticas do incidentes e acidentes.

Quadro III: Nível de proteção

Nível de proteção	*Denominação*
1	Proteção colectiva
2	Equipamento de proteção individual ou instruções de prevenção
3	Sem proteção

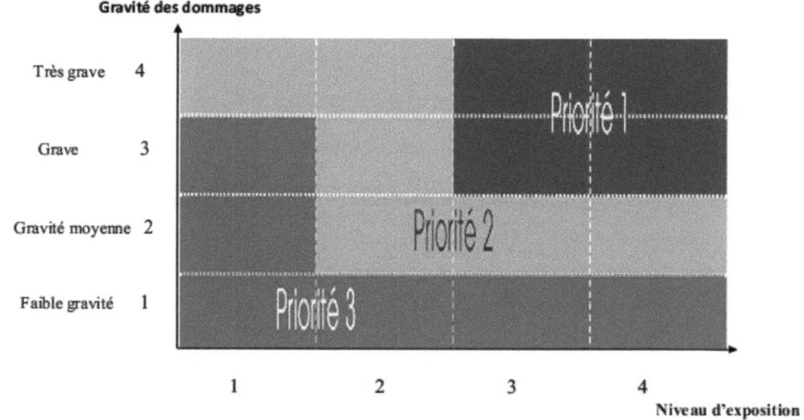

Figura 1: Hierarquia dos riscos

Quadro IV: Quadro de síntese do modelo

Produto desinfetante	Situações de perigo	Danos potenciais	Risco		Nível de proteção	Nível de prioridade	Medidas de prevenção propostas
			Gravite	Frequência			

4 Análise estatística :

[eme]Os dados foram introduzidos e tratados utilizando a versão 20 do SPSS (Statistical Package for the Social Sciences).

Realizámos um estudo descritivo para registar todas as caraterísticas da população estudada e eventuais afecções cutâneas. As variáveis quantitativas foram descritas através de médias e desvios-padrão. As variáveis qualitativas foram descritas através de proporções.

5 Pesquisa bibliográfica :

A pesquisa bibliográfica foi efectuada através dos seguintes motores de busca: science direct.com, em-consulte.com e pubmed.com, utilizando as seguintes palavras-chave: desinfectantes, dermatose ocupacional, pessoal de saúde, bloco operatório.

6 Considerações éticas :

O anonimato dos sujeitos do estudo foi respeitado. O estudo foi efectuado no estrito respeito do segredo médico e do consentimento das pessoas envolvidas, sem conflitos de interesses. A avaliação dos riscos profissionais foi efectuada através de uma visita ao local após aprovação administrativa.

3 RESULTADOS

1 Caraterísticas sócio-profissionais:

Quarenta e cinco instrumentistas participaram no inquérito, o que representa uma taxa de participação de 71,4%.

1.1 Idade :

A idade média dos participantes era de 39,7 +/- 10,3 anos, com extremos que variavam entre 26 e 59 anos.

1.2 Género :

Mais de metade dos participantes eram do sexo feminino, com um rácio de 0,66 entre os sexos (Figura 2).

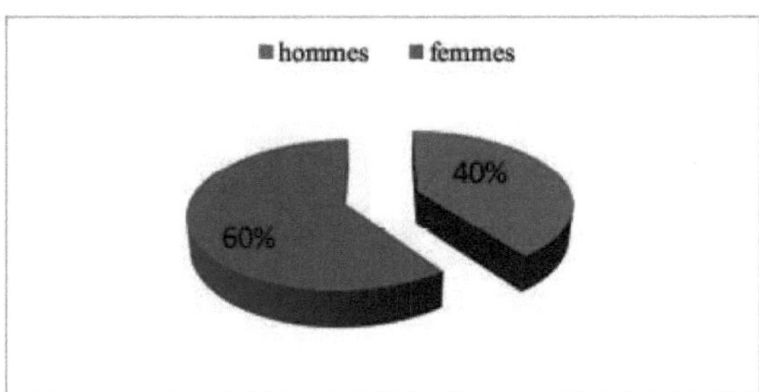

Figura 2: Repartição da população do estudo por género

1.3 Grau profissional

Quase dois terços dos participantes eram técnicos superiores de instrumentação operacional (Figura 3).

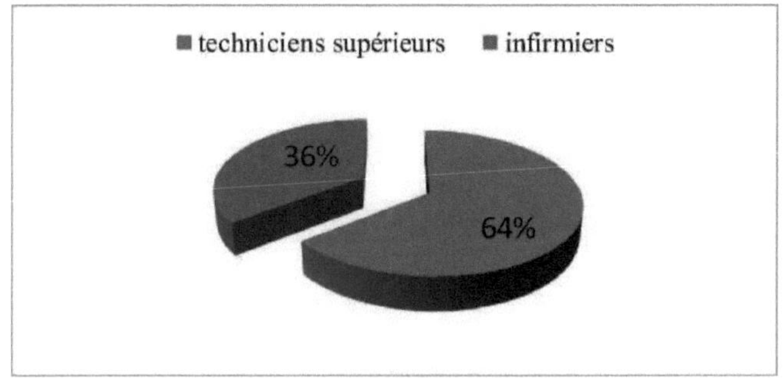

Figura 3: Distribuição da população do estudo de acordo com o grau de escolaridade

1.4 Departamento :

Os instrumentistas da nossa população de estudo estavam concentrados nos blocos operatórios do Hospital Universitário Habib Bourguiba (n=39) e no bloco operatório de ginecologia do Hospital Universitário Hedi Chaker (n=6) (Quadro V).

Quadro V: Repartição da população do estudo por bloco operatório de afetação

Bloco operatório	**Força de trabalho**	**Percentagem**
Cirurgia geral	10	22,2
Ortopedia	11	24,4
Ginecologia	6	13,3
Ouvido, nariz e garganta	4	8,9
Neurocirurgia	4	8,9
Urologia	3	6,7
Cardiovascular	3	6,7
maxilofacial	2	4,4
Oftalmologia	2	4,4
Total	45	100

1.5 Experiência profissional anterior :

A vida ativa média foi de 14,2 ± 10,8 anos (variando entre 6 meses e 38 anos) (Figura 4).

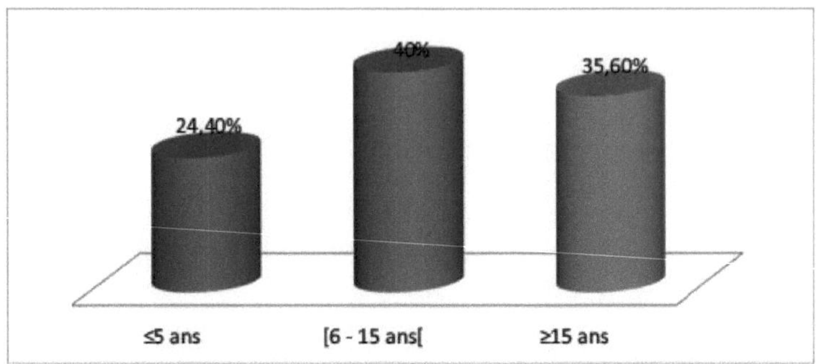

Figura 4: Repartição por tempo de serviço

1.6 Horário de trabalho :

A maior parte dos instrumentistas (68,9%) trabalhavam em horários variáveis (Figura 5). O trabalho noturno abrangeu 41% dos inquiridos, incluindo 5 casos de trabalho noturno fixo.

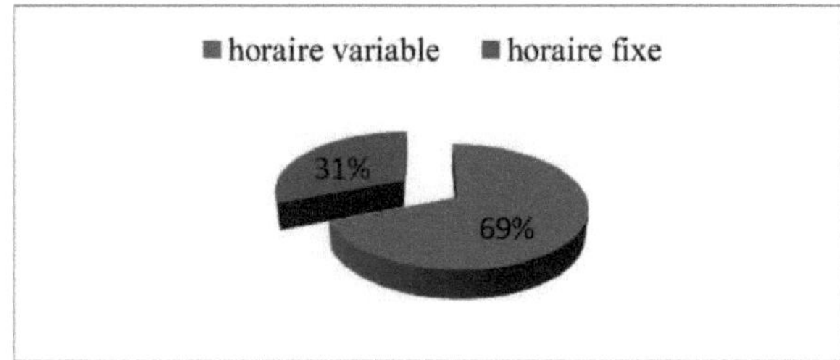

Figura 5: Repartição por horas de trabalho

1.7 Actividades extra-curriculares

Mais de metade da população estudada (60%) não exercia qualquer atividade extra-profissional (quadro VI).

Quadro VI: Repartição segundo a presença de uma atividade extracurricular

Actividades extra-curriculares	Trabalhadores	%
Nada	27	60
Trabalho doméstico	13	28,9
Desporto	4	8,9

BRICOLAGE	1	2,2

2 Historial médico :

2.1 História dermatológica :

Quando perguntámos aos instrumentistas sobre os seus antecedentes dermatológicos para os quais tinham recebido tratamento médico, verificámos que 10 casos tinham consultado um médico por problemas de pele. A maioria destes casos era de dermatite irritante (Quadro VII).

Quadro VII: Distribuição por antecedentes dermatológicos

História dermatológica	Força de trabalho	%
Dermatite irritante	5	11,1
Onicomicose	2	4,4
Eczema das mãos	1	2,2
Psoríase	1	2,2
Demodécica	1	2,2
Total	10	22,1

2.2 História de atopia :

A história de atopia pessoal foi relatada por 15,7% (n=7) dos instrumentistas, com rinoconjuntivite alérgica em todos os casos.

A história de atopia familiar foi referida por 22,2% do pessoal interrogado, sob a forma de rinite alérgica (5 casos), asma (3 casos) e dermatite atópica (1 caso).

2.3 História respiratória:

Foi registada uma história de rinite alérgica em 46,7% dos casos, asma em 11,1% e irritação respiratória em 1 caso.

2.4 Outros antecedentes médicos :

Outros antecedentes foram encontrados em 28,9% dos instrumentistas (tabela VIII).

Quadro VIII: Repartição por outros antecedentes médicos

Outros antecedentes	Força de trabalho	%
Dor lombar	5	11,1
HTA	3	6,7
Síndrome do túnel cárpico	2	4,4
Hipotiroidismo	1	2,2
Tendinite do ombro	1	2,2
Sinovite da mão	1	2,2
Gonartrose	1	2,2

3 Rastreio de dermatoses profissionais :

3.1 Rastreio de novos casos de dermatite de contacto:

Através de uma entrevista pormenorizada e do exame clínico das lesões presentes no dia do inquérito, detectámos 8 novos casos de dermatite de contacto do tipo DCI (5 casos), CDD (1 caso) e urticária (2 casos) (Figura 6).

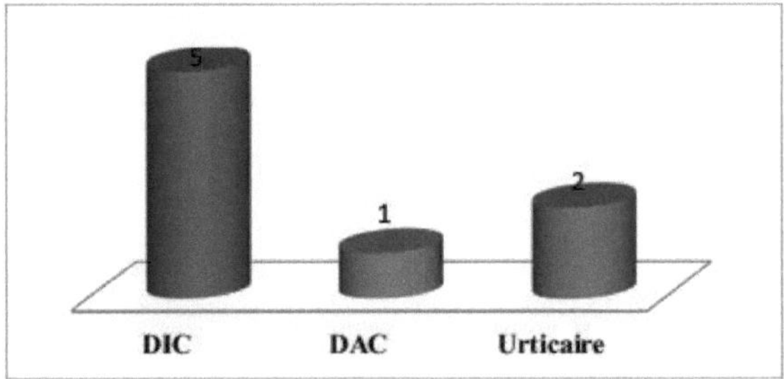

Figura 6: Novos casos de dermatite de contacto em instrumentistas

3.2 Rastreio da origem profissional segundo os critérios de Mathias

De acordo com os critérios de Mathias, o diagnóstico de dermatose ocupacional foi mantido em 31,1% dos instrumentistas. Estas dermatoses foram a dermatite de contacto irritante (10 casos), a dermatite de contacto alérgica (2 casos) e a urticária (2 casos) (Figura 7).

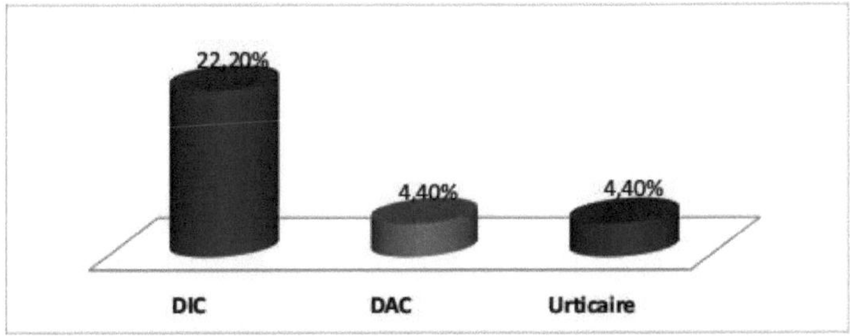

Figure 7: Dermatite ocupacional em instrumentistas

O tempo decorrido desde o início destas dermatoses até ao recrutamento variou entre 3 meses e 30 anos, com uma média de 6,7 anos.

7.3 Exames complementares

A dermatite de contacto não foi investigada em nenhum dos doentes, quer por não terem sido consultados, quer por falta de testes alergológicos.

7.4 Tratamento terapêutico :

Os doentes com CID tinham sido tratados com cremes reparadores em 2 casos e com hidratantes em 2 outros. Um doente com DAC tinha recebido um tratamento à base de dermocorticóides.

7.5 Evolução :

O curso foi marcado pela persistência da dermatose em 5 casos, cura em 1 caso e recorrência em 10 casos (Figura 8).

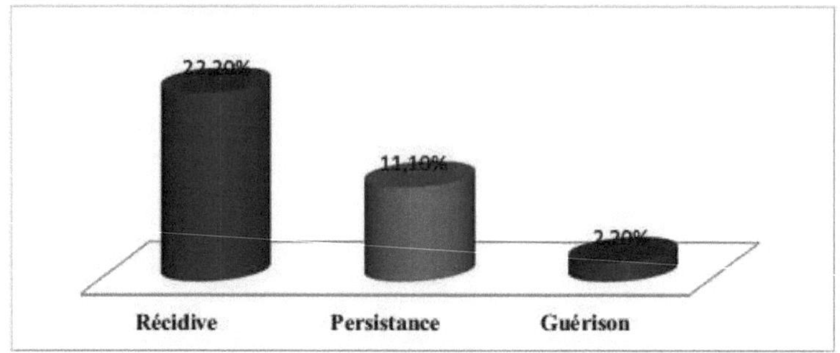

Figure 8: Repartição das dermatoses profissionais por revolução

4 Afecções extra-cutâneas associadas à utilização de desinfectantes :

4.1 Doenças respiratórias :

Mais de metade dos instrumentistas (55,6%) apresentava sinais de rinite, 40% dos quais atribuídos à utilização de desinfectantes no seu trabalho.

Foram detectados sintomas sugestivos de um gene respiratório relacionado com o manuseamento de desinfectantes em 7 instrumentistas. Foi registado um caso de asma induzida por látex (Figura 9).

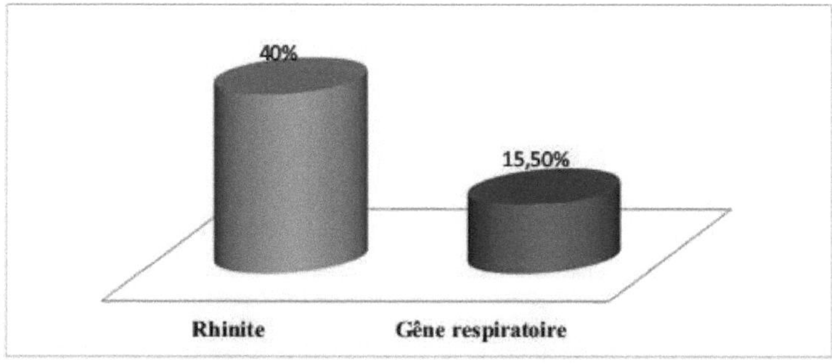

Figure 9: Repartição dos problemas respiratórios relacionados com os desinfectantes

4.2 Lesões oculares :

A conjuntivite alérgica e/ou irritativa foi registada por 9 instrumentistas (20%).

5 Acompanhamento médico e jurídico:

Os doentes com lesões cutâneas persistentes ou recorrentes foram encaminhados para o Serviço de Dermatologia para confirmação do diagnóstico e acompanhamento médico.

Do mesmo modo, o pessoal com sintomas respiratórios foi encaminhado para o Serviço de Pneumologia para investigação, confirmação do diagnóstico e tratamento.

De um ponto de vista profissional, todos os instrumentistas que sofrem de dermatite profissional mantiveram o mesmo posto de trabalho, sujeito à aplicação de medidas preventivas adequadas em função da natureza dos produtos desinfectantes manuseados.

No que diz respeito à declaração de uma doença profissional, dada a indisponibilidade de testes epicutâneos no momento do inquérito, não nos foi possível confirmar o agente etiológico e, por conseguinte, declarar a DAC. No entanto, no caso da asma induzida por látex, foi recomendada a declaração de doenças profissionais ao abrigo do quadro 44-A.

6 Avaliação do risco químico associado à utilização de desinfectantes nos blocos operatórios:

6.1 Inventário dos desinfectantes utilizados :

Os desinfectantes mais utilizados foram o hexanios (75,5%), o Cidex (40%) e o formaldeído (31,1%) (Quadro IX).

Quadro IX: Repartição por desinfectantes utilizados

Desinfectantes	**Ingredientes activos**	**Força de trabalho**	**%**
Hexanios G+R	Amónios quaternários, Biguanida	34	75,5
Cidex	Glutaraldheído	18	40
Formaldeído	Formaldeído	14	31,1
DDN9 (detergente desinfetante neutro)	Propionato de didecilmetilamónio	13	29,9

DJP especial Anios	Cloreto cloreto de didecildimetilamónio cloridrato polihexametileno biguanida	11	24,4
Terminal de Aseptanios HPH	Formaldeído, N-3-aminopropil N-dodecilpropano1,3-diamina, etanol.	5	11,1
Lixívia	hipoclorito de sódio	5	11,1
Nosocomia	Amónio quaternário Biguanida, isopropanol	4	8,9
Surfanios	Amónio quaternário, aminoácido	2	4,4

6.2 Avaliação dos conhecimentos dos instrumentistas sobre as modalidades sobre a utilização de desinfectantes e os seus possíveis efeitos na saúde :

A falta de formação sobre os procedimentos e as regras de utilização dos desinfectantes afectou 51,1% dos instrumentistas interrogados.

Apenas 37,8% do pessoal tinha conhecimento dos riscos dos desinfectantes para a saúde.

6.3 Hierarquização dos riscos químicos dos produtos desinfectantes:

A nossa abordagem da avaliação dos riscos químicos permitiu-nos recolher todos os dados específicos de cada produto desinfetante em quadros recapitulativos, utilizando o método descrito acima.

Os dados recolhidos são sintetizados nos quadros de hierarquização dos riscos profissionais (quadro X e suas sequelas).

Quadro X: Hierarquização do risco químico dos produtos desinfectantes

Desinfectantes	Situações de perigo	Danos potenciais	Risco		Nível de proteção	Nível de prioridade	Medidas de prevenção propostas
			Gravite	Frequência			
							- Boa ventilação das instalações

Hexanios G+R	- Manuseamento em espaços confinados e não confinados aeres, sem porto de meios de proteção pessoas adequadas	- Corrosão da pele / irritação cutânea - Lesões oculares grave / irritação ocular	**2**	**4**	**3**	**2**	- Utilizar os EPI adequados (luvas impermeáveis, etc.). em neopreno em conformidade com a norma NF EN374, óculos de segurança com proteção lateral, em Em caso de ventilação insuficiente, usar um aparelho de respiração adequado (máscara de filtragem de vapores orgânicos - proteção de tipo A))
Cidex	Manipular Cidex em espaços confinados e não ventilados sem utilizar equipamento de proteção individual adequado	Irritação ocular/ respiratória/ cutânea Alergia cutânea Alergia respiratória	**2**	**4**	**3**	**2**	- Ventilação adequada - Aspiração na fonte - Utilizar EPI adequado (óculos de proteção, luvas de borracha nitrílica ou butílica, neopreno, aparelho de respiração com filtro) - Conservar em local fresco, bem ventilado e afastado de fontes de calor.

Quadro X: Hierarquização do risco químico dos desinfectantes (cont. 1)

Produtos	**Danos**	**Risco**	**Nível de**	**Nível de**
Situações perigosas para os desinfectantes	**" .. ,**	**....,**		**Medidas de prevenção propostas**
Qualquer	**Gravidade**	**Prioridade**	**de proteção da frequência**	
- queimaduras cutâneas				- Substituição da formalina por outro produto desinfetante

- lesões oculares „ . , r . sério. -Manipulação de formalina■ „ " . irritação da pele em espaços confinados e . .. x , _ alergia cutânea **Formol** não gaseificado, sem desgaste °. , / .. - irritação meios de proteção . ■ j- -j и j-x respiração mdividual ... n - anomalias genética - cancro	- Manuseamento de formalina numa sala com ar condicionado e sob um exaustor - Utilizar EPI adequados (equipamento respiratório **44** equipamento respiratório equipado com filtro(s) anti-gás e **3** vapores (filtros combinados) em conformidade com norma NF EN14387, óculos de proteção em conformidade com a . norma NF EN166, luvas impermeáveis em conformidade com a norma NF EN374, vestuário de proteção adequado)
„ . .. queimadura de pele - Manuseamento sem desgaste , -Irritação cutânea **NMS9** meios de proteção, . x. j. .j и „ -lesões oculares nmdivíduos sérios	-Assegurar uma ventilação adequada -Utilizar os EPI adequados (óculos de proteção, óculos de segurança, etc.) **242** proteção lateral em conformidade com a norma NF **3** EN166, luvas resistentes a química em conformidade com a norma NF EN374).

Quadro X: Hierarquização do risco químico dos desinfectantes (continuação 2)

Produtos desinfectantes	Situações de perigo	Danos Qualquer	Risco Frequência	de Gravite	Nível de proteção	Nível de prioritário	Medidas de prevenção propostas
DJP	-Exposição ao produto por inalação e contacto com a pele	- queimar /irritação da pele e - lesões oculares	**2**	**3**	**3**	**2**	- Não permitir o acesso à sala durante a desinfeção. - Utilizar os EPI adequados (óculos de proteção em conformidade

		graves - irritação respiratória					com a norma NF EN166, luvas resistentes aos produtos químicos em conformidade com a norma NF EN374, aparelho respiratório....).
HPH	- Manuseamento inseguro sem equipamento de proteção individual adequado	- lesões oculares graves. - irritação cutânea - alergia cutânea - irritação respiratória - anomalias genéticas - cancro	**4**	**3**	**3**	1	- Substituição por outro produto desinfetante - Ventilação adequada - Utilizar EPI adequado (aparelho de respiração equipado com filtro(s) anti-gás e de vapor (filtros combinados) em conformidade com a norma NF EN14387, óculos de proteção lateral em conformidade com a norma NF EN166, luvas impermeáveis em conformidade com a norma NF EN374, vestuário de proteção adequado).

Quadro X: Hierarquização do risco químico dos desinfectantes (continuação 3)

Produtos desinfectantes	Situações de perigo	Danos	Qualquer	Risco Frequência de Gravite	Nível de proteção	Nível de prioritário	Medidas de prevenção propostas
Nosocomia, surfanios	- Manuseamento em espaços confinados e não ventilados sem	- Corrosão cutânea - irritação cutânea	**2**	**4**	**3**	**2**	- Boa ventilação das instalações - Utilizar um EPI adequado (luvas de

	utilização de equipamento de proteção individual adequado	- Lesões oculares graves -Irritação ocular					neoprene impermeáveis conformes à norma NF EN374, óculos de segurança com proteção lateral, em caso de ventilação insuficiente, utilizar um equipamento respiratório adequado (máscara filtrante de vapores orgânicos - proteção tipo A)).
Lixívia	-Manuseamento inseguro, sem utilização de equipamento de proteção individual adequado	-queimaduras na pele - lesões oculares graves. - Irritação cutânea. - Irritação do trato respiratório.	1	3	3	3	- Não misturar com outros produtos, nomeadamente ácidos. - utilizar os EPI adequados (óculos de segurança conformes à norma NF EN166, luvas de proteção adequadas resistentes aos agentes químicos conformes à norma NF EN374 em látex natural - PVC - borracha nitrílica ou neopreno, etc.).

4 DISCUSSÃO

É verdade que, nos últimos anos, as tarefas de desinfeção no sector da saúde foram intensificadas para cumprir normas de higiene rigorosas, o que levou à utilização maciça de desinfectantes. Por outro lado, isto aumenta a exposição dos trabalhadores a produtos que são, na sua maioria, corrosivos e/ou sensibilizantes, o que explica o elevado número de casos de dermatite profissional neste sector. Além disso, os trabalhadores estão frequentemente mal informados sobre a natureza dos produtos que utilizam e sobre as medidas de proteção necessárias para os manusear. A utilização incorrecta destes produtos (8) e um equipamento de proteção inadequado (9,10) aumentam o risco de estes trabalhadores desenvolverem lesões cutâneas.

1 Pontos fortes e limitações do estudo :

O nosso estudo caracteriza-se por alguns pontos fortes que merecem ser mencionados. Trata-se de um estudo descritivo transversal com dois objectivos principais: o rastreio de dermatoses profissionais numa população de trabalhadores expostos a desinfectantes e a avaliação dos riscos químicos associados à utilização de desinfectantes em blocos operatórios. Estes dois objectivos são de grande interesse, uma vez que o rastreio é um dos aspectos da medicina do trabalho que promove a saúde dos trabalhadores e que a avaliação dos riscos é considerada o primeiro passo de uma abordagem de prevenção eficaz que pode ser de grande benefício para a comunidade, O rastreio dos efeitos toxicológicos destes produtos, na sua maioria desconhecidos e subestimados, permite identificar os riscos mais frequentes e adotar uma estratégia de prevenção mais eficaz, assegurando simultaneamente a adesão dos diferentes intervenientes às medidas propostas. Assim, a nossa abordagem centrou-se nos hábitos de trabalho e nos procedimentos de utilização dos desinfectantes, a fim de encorajar comportamentos mais favoráveis à manutenção do bem-estar destes trabalhadores e de lhes ensinar as regras de manipulação segura, propondo medidas preventivas adaptadas a cada situação.

Apesar dos pontos fortes do nosso estudo, algumas limitações devem ser mencionadas. O tamanho do nosso estudo é pequeno, o que limita a interpretação que podemos fazer dos resultados. Além disso, as dermatoses ocupacionais detectadas na nossa população de estudo podem ser consequência de várias exposições ocupacionais nos blocos operatórios para além dos desinfectantes (luvas de látex, níquel, trabalho em ambiente húmido, etc.), pelo que é difícil confirmar os agentes etiológicos destas dermatoses, tanto mais que não estavam disponíveis testes alergológicos na altura do estudo. É preciso também lembrar que o diagnóstico das dermatoses profissionais é sempre difícil. Em primeiro lugar, no que diz respeito ao tipo clínico da dermatite, pois a distinção entre dermatite irritante e eczema de contacto alérgico nem sempre é clara, mas também no que diz respeito à identificação do agente causador no local de trabalho.

Além disso, o controlo e a utilização do instrumento de avaliação dos riscos químicos adotado no nosso estudo devem ter em conta as complexidades do método, que residem no facto de as acções de controlo dos riscos se aplicarem a vários tipos de situações, com intervenções gerais adaptadas a todos os riscos e outras mais específicas.

2 Dermatoses profissionais :

2.1 Prevalência :

A prevalência de dermatoses profissionais na nossa população de estudo foi estimada em 31,1%. [eme]Numerosos estudos confirmam o elevado risco de dermatite profissional no sector da saúde, com uma prevalência de cerca de 20-30% (11,12). Em Itália, o pessoal hospitalar constitui o grupo de risco de eczema das mãos (12). Do mesmo modo, num estudo realizado na região de Ile de France (13), com base numa consulta de dermatologia ocupacional, o sector dos cuidados de saúde foi a fonte mais frequente de dermatoses ocupacionais (24%).

Os enfermeiros são frequentemente afectados; a incidência foi de 14,5 casos por 100 pessoas-ano, de acordo com o estudo prospetivo de Smit et al. em 1994 (14). No Reino Unido (15), a incidência está estimada em 136,9 por milhão (relatório da rede Epiderm 2002-2005). No norte da Baviera, Mahler et al (16) analisaram casos de dermatoses profissionais registados entre 1990 e 1999. Registaram uma incidência anual de 7,3 por 10.000 trabalhadores do sector da saúde. Num estudo recente realizado na Dinamarca, a prevalência de eczema das mãos em profissionais de saúde (n = 3181 com uma taxa de resposta de 71%) foi duas vezes superior à da população em geral (17). No estudo por questionário, Flyvholm et al. (18) relataram a prevalência de eczema das mãos auto-reportado por profissão: estudantes de enfermagem (32,1%), enfermeiros (29,7%), assistentes de cuidados (27,1%), pessoal de limpeza (19,1%); técnicos de laboratório (16,9%), secretárias (16,5%), médicos (15,8%), pessoal administrativo (12,3%), fisioterapeutas e terapeutas ocupacionais (7,9%).

No que diz respeito aos agentes envolvidos, os desinfectantes, juntamente com as luvas, são as principais causas de dermatite de contacto nos profissionais de saúde (12,19).

2.2 Formas clínicas das dermatoses profissionais :

2.2.1 Dermatite de contacto irritante (DCI) :

A CID foi a forma clínica mais frequente (22,2% dos instrumentistas incluídos no nosso estudo). Este resultado foi consistente com vários estudos internacionais (20-23) que demonstraram que a DIC é mais comum do que a DAC nos profissionais de saúde. De facto, no estudo de Paul et al (24), a CID foi a forma clínica mais comum nos profissionais de saúde (43,6%). Da mesma forma, Higgins et al (25) verificaram que a CID era a forma mais frequente nos profissionais de saúde acompanhados por dermatoses ocupacionais (79,1%).

No entanto, vários autores relataram taxas mais elevadas de DAC do que de DIC em profissionais de saúde (26-29), mas nestes últimos estudos, as taxas variaram com os subgrupos profissionais e a dermatose nem sempre estava relacionada com o trabalho.

Esta frequência de CIDs neste sector de atividade, e particularmente entre os instrumentistas do nosso estudo, pode ser explicada pelo facto de estes trabalhadores utilizarem regularmente produtos desinfectantes durante os procedimentos de desinfeção. A maioria destes produtos são altamente irritantes e, por isso, são provavelmente os principais responsáveis pelo aparecimento de lesões irritativas nestes indivíduos. No entanto, convém salientar que existem muitos co-factores de irritação neste sector de atividade (2): factores químicos, evidentemente, nomeadamente os sabões profissionais e os detergentes industriais, que aumentam a permeabilidade da pele criando uma disfunção da barreira cutânea (3) e que, segundo Dickel et al, a principal causa de irritação cutânea profissional (30), mas também factores mecânicos (lavagem intensiva e repetida das mãos (31)) e, por fim, factores físicos (trabalho num ambiente húmido, efeito oclusivo das luvas de proteção e exposição ao frio (32)).

2.2.2 Dermatite de contacto alérgica (DCA) :

Dois instrumentistas (4,4%) incluídos no nosso estudo tinham DAC, ou seja, uma taxa de 14,2% de todas as dermatoses ocupacionais encontradas. Esta taxa é inferior à registada na literatura e pode estar relacionada com a pequena dimensão da população estudada. De facto, Paul et al (24) relataram uma taxa de 25,6% de DAC e 20,5% de dermatite irritante associada a dermatite de contacto alérgica entre cuidadores seguidos numa consulta de dermatologia ocupacional.

Da mesma forma, Higgins et al (25) relataram uma taxa de 49,7% de DAC entre 555 profissionais de saúde acompanhados numa clínica de dermatologia ocupacional na Austrália durante um período de 22 anos.

No estudo de Gargon-Michel (13) de 145 casos de dermatoses ocupacionais em todos os sectores, a DAC foi mais comum do que a DCI (41% versus 26%), com uma associação entre a DAC e a DCI relatada em 9% dos casos.

2.2.3 Urticária de contacto :

A urticária de contacto foi observada em 2 casos e foi muito provavelmente associada a uma alergia às proteínas do látex contidas nas luvas.

No estudo efectuado por Higgins (25), a alergia cutânea às luvas de látex foi responsável por 13% das dermatites profissionais nos profissionais de saúde.

Embora as causas mais frequentes de reacções alérgicas imediatas sejam as proteínas do látex no pessoal de cuidados e limpeza, certos anti-sépticos ou desinfectantes também podem causar urticária de contacto (clorexidina, polividona-iodo, formaldeído, cloramina). A alergia imediata à clorexidina é mediada por IgE: pode ser grave com reacções anafiláticas, principalmente após exposição das mucosas ou dos pais (33). Foram comunicados mais de 30 casos de choque anafilático, na sua maioria por autores japoneses. No Japão, a utilização de gluconato de clorexidina nas membranas mucosas foi proibida desde 1984 (33-35).

3 Danos extracutâneos causados pela utilização de desinfectantes:

Sinais de rinite atribuídos ao uso de desinfectantes foram encontrados em 40% dos instrumentistas. Sintomas sugestivos de um gene respiratório relacionado com o manuseamento de desinfectantes foram encontrados em 7 instrumentistas. Sinais de conjuntivite foram relatados por 9 instrumentistas (20%).

Em França, o Observatório Nacional da Asma Ocupacional (ONAP) classificou o sector da saúde em segundo lugar no inquérito de 1996-1998, a seguir aos padeiros e pasteleiros (36), e considerou os desinfectantes utilizados em ambientes médicos, juntamente com o látex, como as causas mais frequentes de asma ocupacional (36). Do mesmo modo, o Instituto Nacional de Segurança e Saúde no Trabalho (NIOCH) registou uma prevalência de asma de 8% nos hospitais (37).

Na literatura, mais de 40 artigos documentaram uma associação entre os produtos de limpeza e, mais especificamente, os desinfectantes utilizados nos hospitais, e a asma (38-42). De facto, seis desinfectantes cumprem os critérios da AOEC (Association of Occupational and Environmental Clinics) para substâncias classificadas como causadoras de asma (43).

O diagnóstico de asma induzida por desinfectantes deve ser feito na presença de rinite ou asma, cronologicamente ligadas ao trabalho, numa pessoa exposta a desinfectantes no trabalho. Os sintomas aparecem após alguns meses (44,45) ou anos (46) de exposição, por vezes após apenas algumas semanas (45).

A rinite alérgica, que associa prurido nasal, espirros, rinorreia aquosa e obstrução nasal, é frequentemente a primeira manifestação clínica de alergia respiratória (45,47). Pode ser acompanhada de conjuntivite (48), manifestada por prurido conjuntival e lacrimejamento. Os sintomas oculonasais começam poucos minutos após o contacto sensibilizante (49). Noutros locais, há sinais de irritação das mucosas associados a uma sensação de ardor oculonasal (50,51).

A asma ocorre ao mesmo tempo que a rinite (49), ou complica-a após vários meses ou anos, ou é a primeira manifestação de doença respiratória (51). A asma pode ser antiga, atópica, a- ou pauci-sintomática, ou recentemente reactiva [9, 24], o que levanta a questão do papel irritante e não sensibilizante dos biocidas presentes (45). Noutros casos, o início da asma seguiu-se a uma exposição acidental, e o diagnóstico de asma induzida por irritantes pode ser feito erradamente (52).

4 Avaliação do risco químico associado à utilização de desinfectantes em salas de operações:

A avaliação do risco químico associado à utilização de desinfectantes nos blocos operatórios permitiu-nos estabelecer prioridades preventivas e aplicar uma estratégia para melhorar o controlo deste risco químico.

A avaliação do risco químico é muitas vezes difícil devido ao grande número de agentes e preparações químicas utilizadas, mas também devido à falta de conhecimentos sobre os perigos envolvidos. A nível mundial, quase 18 milhões de estruturas químicas orgânicas e inorgânicas foram registadas no *Chemical Abstract Service* publicado em 2001 pela *American Chemical Society*. O número de substâncias para as quais existe informação toxicológica parcial é de apenas 150 000, de acordo com a base de dados do NIOSH *Registry of Toxic Effects of Chemical Substances* (RTECS) nos EUA. De acordo com a base de dados *da Biblioteca Nacional de Medicina* dos EUA, o número de substâncias perigosas para as quais existem dados válidos é de cerca de 4 500 (53). Esta dificuldade em compreender o risco químico é ainda mais crítica para os pequenos estabelecimentos em que a atividade exige a utilização de produtos químicos (54). Neste contexto, foram desenvolvidas várias abordagens na Europa por organismos de investigação e empresas. No início da década de 1990, foi recomendado o método EASE (*Estimation and Assessment of Substance Exposure*) para estimar a exposição a substâncias notificadas. Desde 1998, foram desenvolvidos vários métodos de avaliação simplificados, incluindo o método de avaliação desenvolvido pelo CRAM (7).

O princípio da avaliação dos riscos através deste método baseia-se em análises de risco simplificadas para determinar as situações de perigo associadas ao manuseamento de desinfectantes e estimar a gravidade dos danos potenciais e o nível de exposição a cada produto, de modo a determinar as prioridades do plano de ação.

A dificuldade reside na recolha dos dados necessários para definir os diferentes níveis de perigo com base nas FDS, nas frases de risco, na rotulagem e nos valores-limite de exposição. No nosso estudo, faltavam as FDS de dois dos 9 produtos. Na Europa, a legislação exige que os fabricantes forneçam FDS para substâncias e preparações perigosas ou que contenham pelo menos uma substância perigosa para a saúde ou para o ambiente (55). Do mesmo modo, embora a rotulagem de perigo seja um elemento de informação muito útil, as informações que contém são frequentemente incompletas e em número limitado (53). Por último, a utilização de valores-limite de exposição profissional para estimar os níveis de toxicidade não contribui em nada para caraterizar os perigos (56).

Para compensar estas lacunas, foram tidos em conta elementos provenientes de outras fontes de informação, como as fichas toxicológicas elaboradas pelo INRS ou as bases de dados especializadas disponíveis na Internet para avaliar o risco tóxico de certos produtos (57).

A nossa avaliação dos riscos reais teve em conta as vias de exposição respiratória e cutânea (como no método Rhodia (58)), que são as duas vias de exposição mais frequentes no local de trabalho.

As substâncias utilizadas, quer sejam pré-desinfectantes ou desinfectantes, às quais o pessoal hospitalar pode estar exposto, pertencem a três famílias principais: aldeídos, amónios quaternários e biguanidas.

4.1 Aldeídos :

Os instrumentistas do nosso estudo utilizavam frequentemente aldeídos, nomeadamente glutaraldeído e formaldeído, para desinfeção de instrumentos, endoscópios e superfícies, sem meios de proteção adequados.

Devido à sua eficácia antimicrobiana, os aldeídos são amplamente utilizados na desinfeção de terminais, desinfeção de pavimentos e superfícies, desinfeção de sistemas de aspiração e equipamento de hemodiálise, roupa de cama e arrastadeiras...

Os aldeídos são largamente utilizados para a desinfeção dos instrumentos e equipamentos médicos, nomeadamente o glutaraldeído, que foi durante muito tempo o produto de referência para a esterilização por imersão a frio dos equipamentos sensíveis ao calor (nomeadamente os endoscópios). No entanto, a sua utilização neste domínio está a ser posta em causa devido à sua ineficácia contra os agentes transmissíveis não convencionais (priões), cuja resistência a outros métodos de desinfeção aumenta. A utilização de produtos de substituição está atualmente a ser estudada (59).

Os aldeídos são formulados isoladamente, combinados entre si ou sobreactivados por outros compostos, principalmente amónios quaternários (ação sinérgica).

O formaldeído e o glutaraldeído constam da lista do Hazardous Substances Data *Bank* (HSDB) como sendo utilizados em determinados sectores da saúde (60).

4.1.1 Glutaraldeído :

O glutaraldeído é utilizado principalmente na desinfeção de endoscópios. É fornecido como uma solução aquosa a 2% e tem propriedades bactericidas, virucidas, fungicidas e esporicidas. Os efeitos atualmente descritos nos seres humanos são uma irritação significativa da pele, do trato respiratório e das vias respiratórias, bem como alergias cutâneas e respiratórias. Nenhum estudo demonstrou um efeito carcinogénico, mutagénico ou reprotóxico nos seres humanos (61,62).

Num estudo realizado com profissionais de saúde (55), com base em resultados de testes de adesivos com glutaraldeído, o risco de serem alérgicos era 8 vezes superior ao das pessoas não envolvidas nesta atividade (prevalência de 17,6%, contra 1,9%) (63).

Estes factores levaram à procura de um substituto para o glutaraldeído na utilização quotidiana. O ortoftalaldeído (OPA), um novo produto cuja eficácia como desinfetante de alto nível com um período de utilização mais curto foi comprovada em vários estudos, poderia tornar-se uma alternativa interessante ao glutaraldeído (64).

4.1.2 Formaldeído :

O formaldeído continua a ser utilizado como desinfetante de alto nível em muitas salas de operações, apesar de a sua utilização para este fim ser proibida nos Estados Unidos.

desenvolvido devido aos seus efeitos cancerígenos. Para além dos seus efeitos irritantes e alergénicos, foi classificado como agente cancerígeno do Grupo 1 pela Agência Internacional de Investigação do Cancro (IARC) desde junho de 2004, e alguns estudos mostraram um aumento dos cancros da nasofaringe (65,66). Além disso, a sua volatilidade muito elevada em relação ao seu baixo ponto de ebulição (a -9°C) valeu-lhe uma classificação de risco por inalação dez vezes superior à do glutaraldeído nas mesmas condições de utilização. Todos estes argumentos levam-nos a insistir na necessidade de substituir o formaldeído nos procedimentos de desinfeção dos equipamentos termossensíveis e cirúrgicos. O glutaraldeído, que não tem efeito cancerígeno, pode ser proposto como alternativa, sob reserva de uma ventilação eficaz, devido às suas propriedades irritantes e alergénicas.

4.2 Amónios quaternários

Trata-se de tensioactivos catiónicos com as seguintes propriedades: elevado poder de lavagem (ação detergente), potenciação da atividade dos aldeídos, mas um espetro antibacteriano estreito (67).

Os principais compostos são o cloreto de benzalcónio, o cloreto de cetilpirimídio, o brometo de cetrínio (cetrimida), o cloreto de didecildimetilamónio e o brometo de cetexónio.

São cada vez mais utilizados nos serviços de saúde para a desinfeção de superfícies e instrumentos, para a antissepsia da pele e também em preparações medicinais nasais e oftalmológicas e como conservantes em produtos cosméticos (68,69).

A sua ação é principalmente irritante, com um baixo risco de sensibilização (29,70). Os amónios quaternários são os principais responsáveis pela dermatite de irritação de contacto. O cloreto de benzalcónio tem sido frequentemente incriminado como um alergénio de contacto devido a numerosos testes epicutâneos positivos. Devido ao seu potencial irritante, um certo número de casos notificados de presumíveis dermatites de contacto alérgicas ao cloreto de benzalcónio corresponde a erros de interpretação dos testes epicutâneos (falsos positivos) (71); segundo Basketter e Kimber (71), trata-se de um sensibilizante cutâneo muito raro. O cloreto de didecildimetilamónio, que é muito irritante, e outros amónios quaternários só raramente foram incriminados na dermatite de contacto alérgica.

4.3 Biguanidas

As biguanidas contidas em certos desinfectantes em combinação com amónios quaternários são geralmente irritantes.

A clorexidina, que pertence ao grupo das biguanidas, é uma molécula sensibilizante que pode provocar reacções urticariformes ou anafiláticas dependentes da IgE quando utilizada como desinfetante tópico (72). A sua pulverização em solução alcoólica como biocida para a desinfeção de superfícies pode ser responsável pela asma profissional (73).

Podem ser utilizadas outras biguanidas, tendo sido descrito por Schnuch um caso de alergia à polihexametileno biguanida (69).

5 Prevenção

5.1 Prevenção técnica

5.1.1 Prevenção colectiva :

- Substituição e/ou retirada de irritantes e alergénios potentes: estão em curso estudos para substituir o glutaraldeído na desinfeção de endoscópios flexíveis (ácido peracético tamponado, agentes clorados) (74,75). No entanto, a eficácia antimicrobiana destes desinfectantes sugere uma toxicidade no ser humano e é preciso ter o cuidado de não "deslocar" o risco; por exemplo, a substituição do formaldeído pelo glutaraldeído levou a um aumento do número de casos de sensibilização ao glutaraldeído, ao mesmo tempo que a uma diminuição dos casos de sensibilização ao formaldeído;
- A desinfeção deve ser limitada às instalações onde é necessária, evitando a pulverização;
- Utilizar equipamento autoclavável sempre que possível;
- Desinfeção por imersão a frio reservada exclusivamente para equipamento sensível ao calor (endoscópios flexíveis, sondas de ultra-sons invasivas); máquinas de lavar endoscópios seladas, com ciclo de secagem sistemático;
- Automatização com desinfetante em circuito fechado; para a desinfeção manual, os recipientes devem ser tapados;
- Ventilação da zona de trabalho, captação de desinfectantes na fonte e descarga fora da zona;
- Informar o pessoal sobre os riscos sanitários dos produtos, respeitar as condições de utilização e ler os rótulos.

5.1.2 Prevenção individual :

A prevenção individual baseia-se no uso de luvas:

- As luvas de PVC (ou vinil) ou nitrilo são preferíveis ao látex, que pode causar alergias;
- As luvas médicas de látex, vinil e polietileno oferecem uma boa proteção contra o glutaraldeído (tempo de permeação superior a 60 minutos) (76). No entanto, as luvas de borracha butílica são mais eficazes (tempo de permeação superior a 4 horas para o glutaraldeído) (77).

Por outro lado, os álcoois isopropílico e etílico penetram rapidamente nas luvas de látex e vinil (tempo de permeação inferior a 10 minutos para o álcool isopropílico) e deterioram-nas (76).

Em função da atividade, recomenda-se igualmente o uso de vestuário de proteção e de equipamentos de proteção individual, tais como um avental impermeável, óculos de proteção ou uma viseira, uma máscara de proteção respiratória adaptada ao tipo de produto e botas.

5.2 Prevenção médica :

Como em toda a prevenção da dermatite de contacto nas mãos, é necessário lavar as mãos com produtos de limpeza suaves e aplicar emolientes com frequência e regularidade. A lavagem anti-séptica das mãos deve ser reservada às manchas que o exijam.

Durante o controlo médico anual, o entrevistador procura sintomas oculonasais, brônquicos e/ou cutâneos ao mesmo tempo que as operações de desinfeção.

Nos doentes alérgicos, é essencial evitar o contacto com o alergénio. Isto implica identificar todas as fontes profissionais e domésticas do alergénio.

6 Reparação :

Várias dermatoses profissionais causadas por desinfectantes e anti-sépticos estão incluídas na lista de doenças profissionais indemnizáveis (quadro X).

Quadro XI: Doenças profissionais da pele indemnizáveis

Quadro MP	Designação das doenças dermatológicas	Agentes envolvidos
n° 28: aldeído fórmico e seus polímeros	Dermatite eczematiforme subaguda ou crónica.	Formaldeído, suas soluções (formaldeído) e seus polímeros
n° 59: Outros agentes responsáveis por dermatoses eczematiformes de mecanismo alérgico	Lesões eczematiformes recorrentes após nova exposição ao risco ou confirmadas por um teste	Amónios quaternários e seus sais, especialmente em detergentes catiónicos

epicutâneo positivo para o

produto manipulado.

---

5 CONCLUSÃO

Os desinfectantes são formulações químicas que combinam vários agentes antimicrobianos com excipientes, agentes de limpeza e adjuvantes. A sua utilização generalizada, devido à intensificação das medidas anti-infecciosas, em particular nos serviços de saúde, está na origem de muitas dermatoses profissionais, especialmente dermatites de contacto irritantes e/ou alérgicas.

Os objectivos deste estudo foram a deteção de dermatites profissionais nos técnicos de instrumentação, a avaliação do risco químico associado à utilização de desinfectantes nos blocos operatórios e a proposta de medidas preventivas adequadas.

O nosso estudo foi um estudo descritivo transversal realizado no bloco operatório do CHU Habib Bourguiba e no bloco de ginecologia do CHU Hedi Chaker em Sfax, Tunísia, durante um período de 2 meses. A população estudada era constituída por instrumentistas afectos a estas salas de operações e que realizavam a tarefa de desinfeção. Os dados foram recolhidos através de um formulário pré-estabelecido. Este formulário incluía as caraterísticas sócio-demográficas e profissionais, os antecedentes médicos, nomeadamente dermatológicos, e os dados clínicos da entrevista e do exame dermatológico para detetar eventuais dermatoses. A origem profissional da dermatose foi selecionada com base nos critérios de Mathias. Completámos o nosso estudo com uma avaliação do risco químico associado à utilização de desinfectantes nos blocos operatórios, utilizando um guia de avaliação do risco profissional elaborado pelo CRAM.

Quarenta e cinco instrumentistas participaram no inquérito, o que corresponde a uma taxa de participação de 71,4%. A idade média da população em estudo foi de 39,7 anos. Mais de metade dos participantes (60%) eram do sexo feminino, com um rácio de 0,66. A população do estudo era constituída por 64% de técnicos superiores de bloco operatório e 36% de enfermeiros, com uma duração média de trabalho de 14,2 anos. Foram registados antecedentes dermatológicos em 10 casos. Na sua maioria, tratava-se de dermatite irritante (5 casos). A história de atopia pessoal foi referida por 15,7% dos instrumentistas. A história de rinite alérgica foi registada em 46,7% dos casos, a de asma em 11,1% e a de irritação respiratória em 1 caso. Através de uma entrevista detalhada e do exame clínico das lesões presentes no dia do inquérito, identificámos 8 novos casos de dermatite de contacto do tipo DIC (5 casos), DAC (1 caso) e urticária (2 casos). De acordo com os critérios de Mathias, o diagnóstico de dermatose ocupacional foi mantido em 31,1% dos instrumentistas. Numerosos estudos na literatura confirmam o elevado risco de dermatoses profissionais no sector da saúde, com uma prevalência de cerca de 20-30%. No nosso estudo, estas dermatoses incluíam a dermatite de contacto irritante (10 casos), a dermatite de contacto alérgica (2 casos) e a urticária (2 casos). Este resultado foi consistente com vários estudos internacionais que demonstraram que a DIC é mais comum do que a DPC nos profissionais de saúde. Esta frequência de DIC neste sector de atividade, e particularmente entre os instrumentistas do nosso estudo, pode ser explicada pelo facto de estes trabalhadores utilizarem regularmente produtos desinfectantes durante os procedimentos de desinfeção. A maior parte destes produtos são altamente irritantes e, por isso, são provavelmente os principais responsáveis pelo aparecimento de lesões irritativas nestes indivíduos. A urticária de contacto encontrada em 2 casos da nossa população estava muito provavelmente ligada a uma alergia às proteínas do látex contidas nas luvas. No estudo de Higgins, a alergia cutânea às luvas de látex foi responsável por 13% das dermatites profissionais nos profissionais de saúde. No entanto, certos anti-sépticos ou desinfectantes podem igualmente provocar urticária de contacto (clorexidina, polividona-iodo, formaldeído, cloramina). No que diz respeito aos sintomas extracutâneos associados à utilização de desinfectantes, foram encontrados sinais de rinite em 40% dos instrumentistas. Sintomas sugestivos de um gene respiratório relacionado com o manuseamento de desinfectantes foram encontrados em 7 instrumentistas. Sinais de conjuntivite foram relatados por 9 instrumentistas (20%). Juntamente com o látex, os desinfectantes utilizados em ambientes médicos são as causas mais frequentes de asma profissional.

A avaliação do risco químico associado à utilização de desinfectantes consistiu num inventário dos produtos desinfectantes utilizados, que se baseavam principalmente em amónios quaternários, glutaraldeído, formaldeído e biguanidas. No caso do glutaraldeído, os efeitos atualmente descritos no ser humano são irritações significativas da pele, das vias respiratórias e das vias respiratórias, bem como alergias cutâneas e respiratórias. Nenhum estudo demonstrou um efeito cancerígeno, mutagénico ou tóxico para a reprodução no ser humano. O formaldeído, utilizado como desinfetante de alto nível em muitas salas de operações, tem um efeito cancerígeno, para além dos seus efeitos irritantes e alergénicos. Quanto aos amónios quaternários e às biguanidas, estes têm sobretudo uma ação irritante com um baixo risco de sensibilização. A aplicação do guia de avaliação dos riscos profissionais permitiu, portanto, identificar as situações de perigo associadas a cada produto desinfetante, estimar, para cada situação de perigo, a gravidade dos danos potenciais e a frequência de exposição dos trabalhadores aos perigos, e concluir sobre a prioridade de ação com base nestes dois últimos parâmetros, a fim de propor medidas preventivas adaptadas a cada risco.

Na sequência desta avaliação, as medidas preventivas técnicas, organizacionais e educativas serão a única alternativa para controlar o risco químico neste sector. Estas medidas requerem o envolvimento dos operadores, das chefias, da administração, dos médicos do trabalho e dos técnicos de higiene, e contribuirão para o controlo do risco e para a promoção da saúde dos trabalhadores deste sector.

6 REFERÊNCIAS

1. SFHH. Lista de desinfectantes positivos junho de 2009. 2009;

2. Crepy M. Dermatoses professionnelles aux antiseptiques et desinfectants. Doc pour le medecin du Trav. 2001;85:83-90.

3. Crepy MN. Dermatoses profissionais causadas por detergentes. Doc pour le Medecin du Trav. 2005;375-84.

4. Billast N, Duffet AM DC. Recomendações para boas práticas na utilização de desinfectantes e anti-sépticos em hospitais. C-CLIN Paris-Nord. 2000;19-85.

5. Nosbaum A, Nicolas JF, Vocanson M, Rozieres A, Berard F. Dermatite de contacto alérgica e irritante. Sci direct. Elsevier Masson SAS; 2010;71(3):4.

6. Mathias CG. Contact dermatitis and workers' compensation: criteria for establishing occupational causation and aggravation. J Am Acad Dermatol. 1989 maio;20(5 Pt 1):842-8.

7. Guia de avaliação de riscos profissionais CRAM.

8. Mathias CG. Dermatite de contacto devido à utilização ou utilização incorrecta de sabões, detergentes e produtos de limpeza no local de trabalho. Medicina do Trabalho. 1(2):205-18.

9. Hecht G, Subra I, Gerber JM, Hubert G. Exposure to chemicals in the food industry (Exposição a produtos químicos na indústria alimentar). 1999;

10. Jungbauer FHW, van der Vleuten P, Groothoff JW, Coenraads PJ. Irritant hand dermatitis: severity of disease, occupational exposure to skin irritants and preventive measures 5 years after initial diagnosis. Contact Dermatitis. 2004 Apr;50(4):245-51.

11. Kostner L, Anzengruber F, Guillod C, Recher M, Schmid-Grendelmeier P, Navarini AA. Dermatite de contacto alérgica. Immunol Allergy Clin North Am. 2017;37(1):141- 52.

12. Stingeni L, Lapomarda V, Lisi P. Dermatite ocupacional das mãos em ambientes hospitalares. Dermatite de contacto. 1995 Sep;33(3):172-6.

13. Garon-Michel N, Paul M, Lodde B, Roguedas-Contios AM, Misery L. Consulta especializada de dermatologia profissional: balanço de cinquenta anos de atividade. Place de

l'atopie. Ann Dermatol Venereol. 2010;137(11):681-7.

14. Suscetibilidade e incidência de dermatite das mãos numa coorte de aprendizes de cabeleireiro e de enfermeiro | Base documentaire | BDSP [Internet]. [citado 2019 jan 22]. Disponível em: http://www.bdsp.ehesp.fr

15. Turner S, Carder M, Van Tongeren M, McNamee R, Lines S, Hussey L, et al. A incidência de doenças de pele de origem profissional, tal como comunicada à rede Health and Occupation Reporting (THOR) entre 2002 e 2005. Br J Dermatol. 2007;157(4):713- 22.

16. Mahler V, Bruckner T, Schmidt A, Diepgen TL. Dermatite de contacto ocupacional em profissionais de saúde. Contact Dermatitis. John Wiley & Sons, Ltd (10.1111); 2008 Jun 28;50(3):158-9.

17. Ibler KS, Jemec GBE, Flyvholm M-A, Diepgen TL, Jensen A, Agner T. Hand eczema: prevalence and risk factors of hand eczema in a population of 2274 healthcare workers. Contact Dermatitis. 2012 Oct;67(4):200-7.

18. Flyvholm M-A, Bach B, Rose M, Jepsen KF. Eczema das mãos auto-reportado numa população hospitalar. Contact Dermatitis. 2007 Aug;57(2):110 -5.

19. IVDK - Comité de Vigilância e Avaliação Científica das Alergias de Contacto - Adjocom [Internet]. [citado 2019 jan 22]. Disponível em: https://adjocom.com/content/638-ivdk-allergie-contact

20. Diepgen TL, Coenraads PJ. The epidemiology of occupational contact dermatitis. Int Arch Occup Environ Health. 1999 Nov;72(8):496-506.

21. Holness DL, Mace SR. Results of evaluating health care workers with prick and patch testing. Am J Contact Dermat. 2001 Jun;12(2):88-92.

22. Larese Filon F, Bochdanovits L, Capuzzo C, Cerchi R, Rui F. Incidência de dez anos de sensibilização ao látex de borracha natural e sintomas numa coorte prospetiva de profissionais de saúde que utilizam luvas de látex não pulverizadas 2000-2009. Int Arch Occup Environ Health. 2014 Jul 23;87(5):463-9.

23. Nettis E, Colanardi MC, Soccio AL, Ferrannini A, Tursi A. Occupational irritant and allergic contact dermatitis among healthcare workers. Contact Dermatitis. 2002 Feb;46(2):101-7.

24. Misery L, Paul M, Lodde B. Occupational dermatoses induced by de A propos de 50 patients d ' une consultation de dermatologie professionnelle. 2009;437-45.

25. Higgins CL, Palmer AM, Cahill JL, Nixon RL. Doença de pele ocupacional entre os profissionais de saúde australianos: uma análise retrospetiva de uma clínica de dermatologia ocupacional, 1993-2014. Contact Dermatitis. 2016;75(4):213-22.

26. Pesonen M, Jolanki R, Larese Filon F, Wilkinson M, Kr^cisz B, Kiec-Swierczynska M, et al. Resultados do teste de adesivo da série de referência europeia entre os doentes com dermatite de contacto profissional em toda a Europa - análises da rede do Sistema Europeu de Vigilância da Alergia de Contacto, 2002-2010. Contact Dermatitis. 2015 Mar;72(3):154-63.

27. Kucenic MJ, Belsito D V. A dermatite de contacto alérgica ocupacional é mais prevalente do que a dermatite de contacto irritante: um estudo de 5 anos. J Am Acad Dermatol. 2002 maio;46(5):695-9.

28. Warshaw EM, Schram SE, Maibach HI, Belsito D V, Marks JG, Fowler JF, et al. Occupation-related contact dermatitis in North American health care workers referred for patch testing: cross-sectional data, 1998 to 2004. Dermat de contacto, atópica, droga ocupacional. 19(5):261-74.

29. Schnuch A, Uter W, Geier J, Frosch PJ, Rustemeyer T. Alergias de contacto em profissionais de saúde. Resultados do IVDK. Ata Derm Venereol. 1998;78(5):358 -63.

30. Dickel H, Kuss O, Schmidt A, Kretz J, Diepgen TL. Importance of Irritant Contact Dermatitis in Occupational Skin Disease (Importância da Dermatite de Contacto Irritante na Doença de Pele Ocupacional). Am J Clin Dermatol. 2002;3(4):283-9.

31. Kampf G, Ennen J. A utilização regular de um creme para as mãos pode atenuar a secura e a aspereza da pele causadas pela lavagem frequente das mãos. BMC Dermatol. 2006 Feb

13;6(1):1.

32. Lim YL, Goon A. Doenças profissionais da pele em Singapura 2003-2004: uma atualização epidemiológica. Contact Dermatitis. 2007 Mar;56(3):157-9.

33. Ebo DG, Stevens WJ, Bridts CH, Matthieu L. Dermatite alérgica de contacto e anafilaxia com risco de vida à clorexidina. J Allergy Clin Immunol. 1998 Jan;101(1):128-9.

34. Autegarden JE, Pecquet C, Huet S, Bayrou O, Leynadier F. Anaphylactic shock after application of chlorhexidine to unbroken skin. Dermatite de contacto. 1999 Apr;40(4):215.

35. Okano M, Nomura M, Hata S, Okada N, Sato K, Kitano Y, et al. Sintomas anafilácticos devidos ao gluconato de clorexidina. Arch Dermatol. 1989 Jan;125(1):50-2.

36. AMEILLE J. C, A R. Asma profissional em França. Balanço de 3 anos de funcionamento do observatório nacional da asma profissional (ONAP). Arch des Mal Prof. 2000;

37. Asma atual: Prevalência estimada por indústria e sexo, adultos trabalhadores dos EUA com idade >18 anos, NHIS 2004-2011 [Internet]. [cited 2019 Jan 24]. Disponível em: https://wwwn.cdc.gov/eworld/Data/Current_asthma_Estimated_prevalence_by_industr y_and_sex_US_working_adults_aged_18_years_NHIS

38. Quinn MM, Henneberger PK, Braun B, Delclos GL, Fagan K, Huang V, et al. Cleaning and disinfecting environmental surfaces in health care: Toward an integrated framework for infection and occupational illness prevention. Am J Infect Control. Mosby; 1 de maio de 2015;43(5):424-34.

39. Arif AA, Delclos GL. Association between cleaning-related chemicals and work- related asthma and asthma symptoms among healthcare professionals. Occup Env Med. BMJ Publishing Group Ltd; 2012 Jan 1;69(1):35-40.

40. Rosenman KD. Asma relacionada com produtos de limpeza. Clin Pulm Med. Clinical Pulmonary Medicine; 2006 Jul 1;13(4):221-8.

41. Delclos GL, Gimeno D, Arif AA, Benavides FG, Zock J-P. Occupational Exposures and Asthma in Health-Care Workers: Comparison of Self-Reports With a Workplace-Specific Job

Exposure Matrix [Exposições ocupacionais e asma em trabalhadores do sector da saúde: comparação de auto-relatos com uma matriz de exposição profissional específica do local de trabalho]. Am J Epidemiol. 2008 Dez 16;169(5):581-7.

42. Saito R, Virji MA, Henneberger PK, Humann MJ, LeBouf RF, Stanton ML, et al. Caracterização das tarefas de limpeza e desinfeção e utilização de produtos nas profissões hospitalares. Am J Ind Med. John Wiley & Sons, Ltd; 2015 Jan 1;58(1):101-11.

43. Beckett WS, Box MPH. Protocolo Revisto: Critérios para a Designação de Substâncias como Asmáticas Ocupacionais na Lista AOEC de Códigos de Exposição.

44. Bernstein JA, Stauder T, Bernstein DI, Bernstein IL. Uma síndrome combinada de hipersensibilidade respiratória e cutânea induzida pela exposição laboral a aminas quaternárias. J Allergy Clin Immunol. 1994 Aug;94(2 Pt 1):257-9.

45. Corrado OJ, Osman J, Davies RJ. Asma e rinite após exposição ao glutaraldeído em unidades de endoscopia. Hum Toxicol. 1986 Sep;5(5):325-8.

46. Quirce S, Gomez M, Bombrn C, Sastre J. Glutaraldehyde-induced asthma. Allergy. 1999 Oct;54(10):1121-2.

47. Kramps JA, van Toorenenbergen AW, Vooren PH, Dijkman JH. Asma ocupacional devido à inalação de cloramina-T. II. Demonstração de anticorpos IgE específicos. Int Arch Allergy Appl Immunol. 1981;64(4):428-38.

48. Jacson F, Beaudouin E, Hotton J, Moneret-Vautrin DA. Allergie au formol, latex et oxy de d'ethylene : triple allergie professionnelle chez une infirmiere. Rev Francaise d' Allergologie d'Immunologie Clin. Elsevier Masson; 1991 Jan 1;31(1):41-3.

49. Dooms-Goossens A, Gevers D, Mertens A, Vanderheyden D. Urticária de contacto alérgica devida à cloramina. Contact Dermatitis. 1983 Jul;9(4):319-20.

50. Ong TH, Tan KL, Lee HS, Eng P. Um relato de caso de asma ocupacional devido à exposição ao gluteraldeído. Ann Acad Med Singapore. 2004 Mar;33(2):275-8.

51. Hendrick DJ, Lane DJ. Occupational formalin asthma. Br J Ind Med. 1977 Feb;34(1):11-

8.

52. Burge PS, Richardson MN. Asma ocupacional devido à exposição indireta ao cloreto de lauril dimetil benzil amónio utilizado num produto de limpeza de pavimentos. Thorax. 1994 Aug;49(8):842-3.

53. Instituto Nacional de Saúde e de Investigação Médica (INSERM). Risque chimique septembre 2002 [Internet]. [citado 2019 Jan 24]. Disponível em: https://www.inserm.fr

54. Vincent R. Methodologie d' évaluation simplifiee du risque chimique. Higiene e Segurança do Transporte - Cah notes Doc. 2005;39-62.

55. Pilliere F, Triolet J RM. A ficha de registo de dados de segurança. Cah notes Doc - Hygiene securite du Trav. 1998;2089:173.

56. Vincent R, Bonthoux F. Hierarquização dos "riscos potenciais". 2000;

57. TOXNET [Internet]. [citado 2019 jan 24]. Disponível em: https://toxnet.nlm.nih.gov/

58. R. Persoons, L. Dumas, M. Stoklov AM. Desenvolvimento de um novo método de avaliação do risco químico: aplicação em laboratórios hospitalares. Arch Mal Prof Env. 2005;326-34.

59. R, AUDOUIN O, K. O glutaraldeído é indispensável para a desinfeção do material médico? Estudo de soluções alternativas e organização da desinfeção de endoscópios num hospital do século XXI. , 2000, 47 p. Fac medecine, Cochin Port-Royal, Memoire pour l'obtention du diplome d'etudes specialisees en Medecine du Travail. 2000;47.

60. Banco de Dados de Substâncias Perigosas (HSDB) [Internet]. [citado 2019 jan 24]. Disponível em: https://toxnet.nlm.nih.gov/cgi-bin/sis/htmlgen?HSDB

61. TESTUD F. Toxicologie medicale professionnelle et environnementale. Eska, Medicina do Ambiente. 2012;815.

62. Glutaraldeído. Fiche toxicologique n°171. INRS. 2018;1-10.

63. Shaffer MP, Belsito D V. Dermatite de contacto alérgica ao glutaraldeído em profissionais de saúde. Dermatite de contacto. 2000 Sep;43(3):150 -6.

64. Rutala WA, Weber DJ. Disinfection of endoscopes: review of new chemical sterilants used for high-level disinfection. Infect Control Hosp Epidemiol. 1999 Jan 2;20(1):69- 76.

65. Instituto Nacional de Investigação e Segurança. O formaldeído. Ponto de situação; ED : 5032.

66. Hauptmann M, Lubin JH, Stewart PA, Hayes RB, Blair A. Mortality from Solid Cancers among Workers in Formaldehyde Industries. Am J Epidemiol. 2004 Jun 15;159(12):1117-30.

67. CHABEAU G. Les decontaminants de surface : faut-il s'en laver les mains ? 12 e cours de dermato-allergologie. Estrasburgo, GERDA. 1991. p. 243-51.

68. Cusano F, Luciano S. Alergia de contacto ao cloreto de benzalcónio e ao glutaraldeído numa enfermeira dentária. Dermatite de contacto. 1993 Feb;28(2):127.

69. Schnuch A, Geier J, Brasch J, Fuchs T, Pirker C, Schulze-Dirks A, et al. Polihexametilenobiguanida: um alergénio de contacto relevante? Contact Dermatitis. 2000 May;42(5):302-3.

70. Engebretsen KA, Hald M, Johansen JD, Thyssen JP. Dermatite de contacto alérgica causada por um antissético que contém cetrimida. Contact Dermatitis. 2015 Jan;72(1):60-1.

71. Basketter DA, Kimber I. Skin sensitization, false positives and false negatives: experience with guinea pig assays (Sensibilização cutânea, falsos positivos e falsos negativos: experiência com ensaios em cobaias). J Appl Toxicol. 2010 Jul 28;30(5):381-6.

72. Ohtoshi T, Yamauchi N, Tadokoro K, Miyachi S, Suzuki S, Miyamoto T, et al. Reação de choque mediada por anticorpos IgE causada pela aplicação tópica de clorexidina. Clin Allergy. 1986 Mar;16(2):155-61.

73. Waclawski ER, McAlpine LG, Thomson NC. Asma ocupacional em enfermeiros causada por aerossóis de clorexidina e álcool. BMJ. 1989 Apr 8;298(6678):929-30.

74. DOMART M, PINEAU J HE. Grupo de trabalho CLIN/HEGP. Avaliação de diferentes procedimentos de desinfeção automática para endoscópios flexíveis. Comunicação pessoal.

75. O'DONOVAN M. Perigos do glutaraldeído: qual é a alternativa? The Safety and Health

Practitioner. 1996;14:73-5.

76. Mellstrom GA, Lindberg M, Boman A. Permeação e efeitos destrutivos de desinfectantes em luvas de proteção. Dermatite de contacto. 1992 Mar;26(3):163-70.

77. Lehman PA, Franz TJ, Guin JD. Penetração do glutaraldeído através do material da luva: Tactylon versus látex de borracha natural. Contact Dermatitis. 1994 Mar;30(3):176-7.

7 APÊNDICE

Formulário de inquérito

Caraterísticas socioprofissionais

- **Idade : /-/-/ anos**
- **Sexo : M ☐ F ☐**
- **Bloco :**
- **Grau: técnico superior ☐ enfermeiro ☐**
- **Experiência profissional: / / anos / anos**
- **Número de horas de trabalho por dia: /--/ h**
- **Horário de trabalho: fixo: manhã ☐ tarde ☐ noite ☐**

Variável: manhã ☐ tarde ☐ noite ☐

- **Actividades de lazer :**

Antecedentes patológicos

- **Atopia pessoal sim ☐ não ☐ tipo :**
- **Atopia familiar: sim ☐ não ☐ tipo:**
- **Antecedentes respiratórios: rinite ☐ asma ☐**
- **Antecedentes dermatológicos: urticária ☐ eczema ☐ dermatite irritante ☐** outros

:

- **Outros antecedentes:**

Inquérito profissional

- **Que produtos utiliza para desinfetar os instrumentos cirúrgicos e as salas de operações?**
- **Quantas vezes por dia desinfecta os instrumentos?**

Que tipo de luvas utiliza para a desinfeção?

luvas limpas ☐ látex ☐ borracha ☐ PVC ☐

Estas luvas são adequadas (luvas de manga comprida) sim ☐ não ☐

- **Usa óculos de proteção quando desinfecta? sim ☐ não ☐**
- **Usa máscaras durante a desinfeção? sim ☐ não ☐**
- **Conhece os procedimentos e as regras de utilização dos desinfectantes?**

sim ☐ não ☐

- **Tem conhecimento dos riscos para a saúde associados aos desinfectantes?**

sim ☐ não ☐

Efeitos respiratórios

- **Consultou um médico sobre rinite e/ou asma?**

Sim ☐ Não ☐ Se sim, desde quando? / --- /

- **Tem algum dos seguintes sinais?**

Prurido nasal ☐ espirros ☐Obstrução nasal ☐

rinorreia ☐ tosse crónica ☐ dispneia ☐ opressão torácica ☐

- **Estes sinais melhoraram durante a licença? sim ☐ não ☐**

Efeitos na pele

- **Consultou um médico por causa de lesões cutâneas?**

sim ☐ não ☐ Se sim, desde quando //?

Que tipo? dermatite irritante ☐ eczema de contacto ☐ urticária ☐

Outros :

- **Desenvolveu lesões cutâneas nas suas mãos durante o seu trabalho? sim ☐ não**

☐

- **Início/recrutamento :**
- **Se assim for, estas lesões são :**

Eritematoso escamoso ☐ Eritematoso vesicular ☐ Papulo eritematoso ☐

contornos bem limitados à área de contacto ☐ flocos que se estendem para além da área de contacto ☐ sensação de ardor ☐ prurido escorrendo ☐

fugaz ☐

- **são melhorados durante a licença?**

sim ☐ não ☐

- **Estas lesões cutâneas já foram investigadas?**

sim ☐ não ☐

Tipo: teste de adesivo ☐ teste por picada ☐ testes específicos (teste aberto; teste de cabra; teste de utilização) ☐

HEMOGRAMA ☐ IgE total ☐ IgE específica ☐

- **Tratamento recebido :**
- **Tempo de desenvolvimento :**
- **Evolução :**

Persistência ☐ Recuperação ☐ Reincidência ☐

- **Comportamento em caso de teste positivo:**

Consulta de dermatologia: não ☐ sim ☐ Declaração MP: não ☐ sim ☐ tabela n°

Aptidão: mesmo posto de trabalho ☐ Reclassificação profissional ☐ Adaptação do posto de trabalho ☐

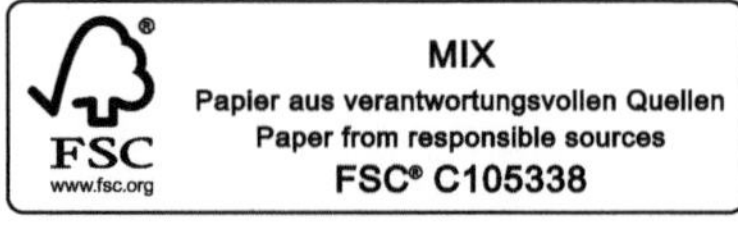

Printed by Books on Demand GmbH, Norderstedt / Germany